抗癌剤の副作用で苦しまないために

横内正典
Yokouchi Masanori

たま出版

抗癌剤の副作用で苦しまないために◎目次

3. 世界で初めて全身麻酔による乳癌手術を行った華岡青洲

4. 中国での生薬を使った治療

5. ウイルスをパワーテストで診る

6. 抗癌剤治療の重要注意点

1. 現役医師が受けたい治療の1位は「緩和ケア」

癌治療経験のある現役医師が癌になったら

20代から60代までの癌の治療経験のある現役の医師553人に、雑誌「AERA」（朝日新聞出版）が、「自分が癌になったらどんな治療法を選択するか？」という質問をしたところ、断トツの1位は「緩和ケア」でした（**図1**）。「緩和ケア」は、癌治療の初期段階から、癌治療と一緒に受けるケアのことです。

「緩和ケア」を上手に受けると、癌治療中に経験する吐き気、嘔吐《おうと》、痛み、倦怠《けんたい》感などの苦痛を伴う症状が緩和され、積極的に癌治療に取り組む力が湧いてきます。

癌と診断されたことにより社会的差別（就職の取り消しや解雇など）を

図１　自分が癌と診断されたらどんな治療法を選択するか？

	胃がん	大腸がん	肝臓がん	肺がん	食道がん	膵臓がん	乳がん※	子宮がん※
緩和ケア	40% 220人	35 191	43 240	40 221	39 215	56 307	32 175	35 193
化学療法	24 131	25 141	19 105	19 103	9 51	16 86	19 106	15 82
手術	14 79	19 107	11 62	10 53	9 51	8 44	14 80	16 88
放射線	2 10	1 5	3 14	2 13	7 39	1 8	2 11	2 11
放射線と化学療法の併用	16 89	15 84	18 101	24 134	32 175	15 85	27 148	26 146
その他	4 24	5 25	6 31	5 29	4 22	4 23	6 33	6 33

※男性は家族の女性がかかった場合で回答

※「AERA」（No.6, '18.2.12号）より

受けてしまいそうな患者さんには、緩和ケアのスタッフが一緒になって対応を考えてくれます。癌患者さんのご家族の不安や心配事についても、親身に相談にのってくれて、心のつらさをやわらげるお手伝いをしてくれます。

しかし、実際には癌治療の初期の段階から「緩和ケア」をする人はごく少数です。大多数は末期のⅣ期になってか

らのようです。治療のしようがなくなり、余命を延ばすことができたとしてもほんの少しであり、そのわりにはQOL（クオリティ・オブ・ライフ＝生活の質）が大きく落ちることが多いので、それだったら「緩和ケアでいいや」ということでしょう。

「AERA」も「自分が最も進行しているⅣ期の癌になったら、どんな治療法を選択するか」と訊ねたようです。ちなみに、「AERA」は、癌の治療方法として、「1．緩和ケア、2．化学療法、3．手術、4．放射線、5．放射線と化学療法の併用、6．その他」の六つをあげています。現役医師にとっては、その六つから選ぶ6択になったようです。

緩和ケアは、三大治療（抗癌剤、手術、放射線）の範疇《はんちゅう》に入るものではないので、このように訊ねることには違和感がありますが、一般的な「緩和ケア」の認識からすると、妥当であるといえるかもしれません。

膵臓癌は特に「緩和ケア」を1位にあげる現役医師が多かった

「緩和ケア」が断トツであることについての同誌の医師へのインタビューも、次のように「当然」といったような意見です。

「痛みなど症状を和らげてQOLを優先したい、ということでしょう。知識があるぶん、一般人よりも諦めが早いのかもしれません」（石見陽医師・メドピア代表）。

「Ⅳ期の肺癌は（生存率が）ゼロに近いので、『治療する意義がない』と考える医師が多いのでしょう」（鈴木健司医師・順天堂大学医学部附属順天堂医院呼吸器外科）。

半数以上の医師が「緩和ケア」を第1にあげている膵臓癌《すいぞう》は、早期発見しにくい癌の代表です。膵臓は肝臓と同じく「沈黙の臓器」と呼ばれ、癌が発生しても症状が出現しにくく、患者さんに自覚症状があったときには、すでに癌が非常に進行しているケースが多いといえます。

癌検診をしている現役医師は案外少ない

癌治療を行ううえでもっとも大切なのは早期発見、早期対応です。早期発見に欠かせないのは検査です。その癌検診について、現役医師の方々はどうかというと、「ＡＥＲＡ」によると、少ないようです**（図2）**。「検査は受けていない」（１９２人）は、胃内視鏡（２０６人）に次いで2位です。癌検診を受けている現役医師は、案外少ないといえます。

図２　癌の早期発見のために、受けている検査はあるか？（複数回答）

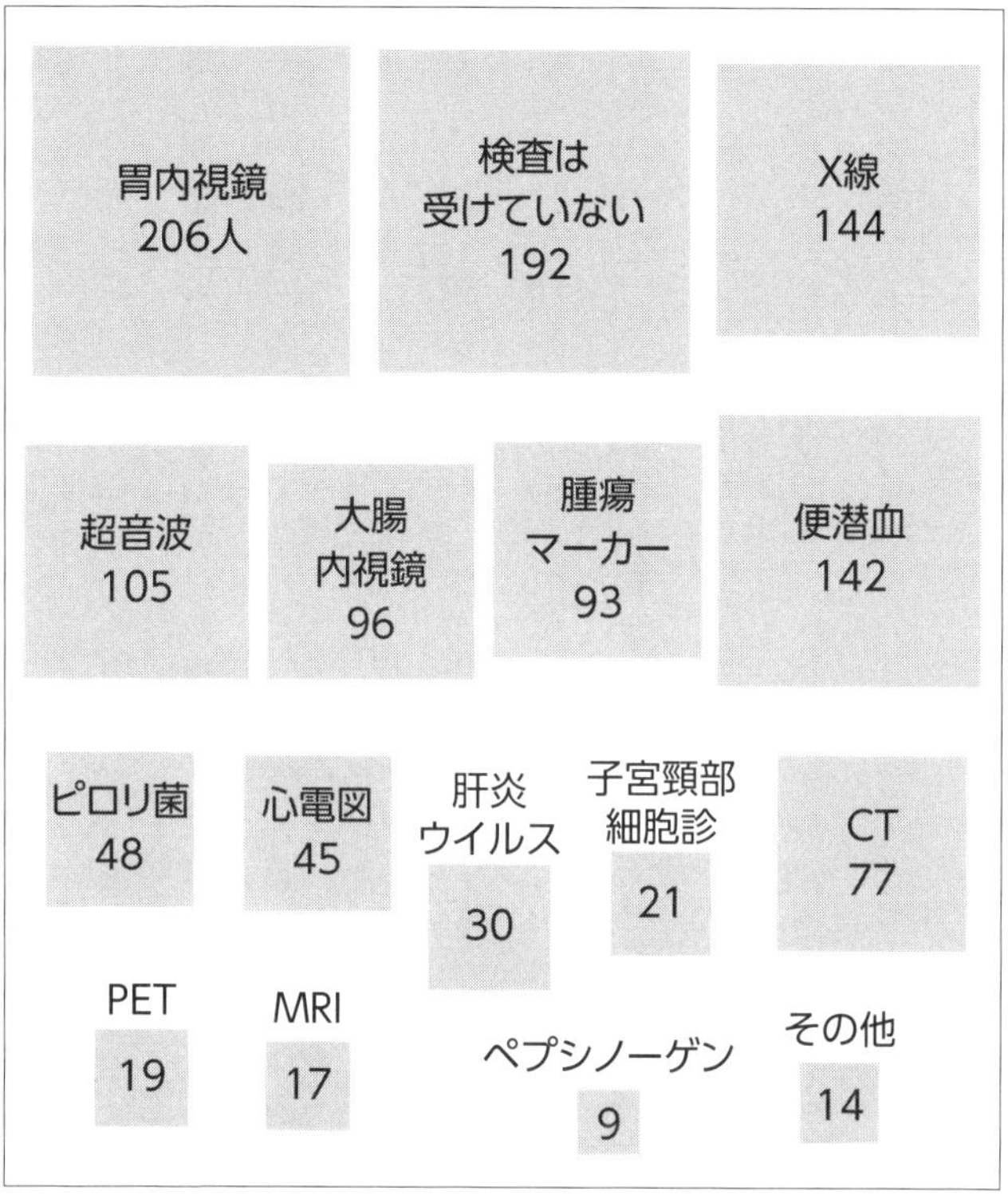

※「AERA」（No.6, '18.2.12号）より

その理由については、「検診が有効な癌は限られていますし、同僚に身体《からだ》を診てもらうのに抵抗がある医師も多いのかもしれません」（石見陽医師）という意見が紹介されているだけです。

鈴木健司医師は、タバコを吸わない人がかかりやすい肺腺癌については、早期に治療することができれば根治する可能性が高いので、「30代でも、40代でも、3～5年に1度、CTを撮ること」をすすめておられます。

肺腺癌は進行が緩やかであり、早期に発見できれば、現在では確かに治りやすい癌なので、これは貴重な意見といえるでしょう。

ただし、現役医師の癌検診の低さについての結論にあたるものは、ここでは紹介されていないようです。近年、医療は多くの分野で飛躍的に進んでいることを最もよく知っているのは現役医師ですから、不思議といえるかもしれません。

2．抗癌剤による副作用を漢方で緩和する

日本の医師の90％程度が漢方を使用し、WHO（世界保健機関）は漢方・鍼灸の病態分類を承認する見通し

抗癌剤治療は、しなければそれにこしたことはないのですが、抗癌剤治療を拒否すると「治療を拒否している癌患者」というレッテルを貼られてしまうこともあり、そうなると治療に差し支えます。

ほかにも、さまざまな理由で抗癌剤治療に踏み切らざるを得なくなったときには、主治医や病院の傾向、癌治療への取り組み姿勢などをよく観察しましょう。

「漢方薬を飲むのなら、その漢方薬を処方する医師に助けてもらえ」などと、とんでもないことを言いそうな医師には、あえて「漢方薬を飲みます」と言う必要はないでしょう。

抗癌剤治療に入るときに、その副作用を軽減させる漢方薬を飲むことは、とても大切なことです。消化器官の手術をした後に「大建中湯《だいけんちゅうとう》」を飲むと、腸閉塞が緩和されることは、いまや常識です。喘息《ぜんそく》の患者さんが、西洋医薬と漢方薬を組み合わせて服用することで、喘息の苦しみがほとんどなくなることもよく知られています。

それらと同じくらい、癌の三大治療（標準治療）のときに漢方薬を飲むことは当たり前のようになってきています。「日本の医師の90％程度が漢方を使用している」と書かれたレポートもあります。90％は大げさですが、70％くらいの医師が、現代医学（＝西洋医学）の医薬とともに漢方も使用しているのではないでしょうか。

世界に目を移すと、WHO（世界保健機関）の国際疾病分類（ICD－11）が、いよいよ大詰めを迎えます。2018年の初夏には、伝統医学の疾病分類が、WHOで正式に承認されることになりそうです。

そうなると、国際疾病分類（ICD‐11）の第27章に（もうすでに章も決まっているようです）伝統医学の疾病分類が記載されることになります。

国際疾病分類（ICD）には、100年近い歴史がありますが、これまでは西洋医学一辺倒でした。2018年に初めて国際疾病分類（ICD）に、伝統医学の分類が導入されることになるわけです。

日本東洋医学会会長の佐藤弘氏は次のように語っています。

※

ICD‐10までは、死亡統計を目的に、西洋医学の診断分類が収載されてきたが、ICD‐11では、臨床的な分類を取り入れる方針のもとで、1人の患者に対して西洋医学の診断分類に加え、伝統医学の疾病分類を記載できるダブルコーディングが採用されることになった。

これにより、西洋医学の診断と東アジア伝統医学（漢方／鍼灸・中医学・韓医学）の病態分類が肩を並べることになり、伝統医学（漢方・鍼灸）の普及につながることが期待される。

東アジア伝統医学がＷＨＯのもとで公式に認められる。ＷＨＯによって、古代中国医学を起源とする伝統医学の用語が、漢方医学・中医学・韓医学の間で最大公約数的にハーモナイズされ、緩やかな形で標準化された。

※

癌に漢方薬が有効であることを日本癌学会学術総会で発表（１９８４年）

漢方は国の内外で、もはや普通の医療のようになってきていますが、それはごく最近のことであり、私が外科医の頃は、そうではありませんでした。外科手術で癌を取り残したというようなことはありませんでしたが、患者さんはいっこうに良くなりませんでした。

手術を行う前には相当に強い消毒液で手をきれいに洗うのですが、くる日もくる日もそのようなことをやっていたので、前腕の毛がすっかりなくなってしまい、ひどく荒れてしまいました。

どうしたものかと悩み、ふと、ほかのことを漢方薬で治したときのことを思い出し、漢方薬で治療しました。そうすると見事に治りました。

そこで、自分が担当している癌患者さんに漢方薬を紹介したのです。効くか効かないかわからないけれども、自分の腕は治ったので、試してみる価値があるかもしれない。そのときは、そのような言い方で漢方薬を紹介しました。

そうしたところ、癌が治り始めたのです。私は驚きました。いままでどのようにしても治らなかった癌が、みるみる良くなっていったのです。それを聞きつけて、当時の私の病院では、癌患者さんが次々と漢方を飲むようになりました。

私は、寝る間を惜しんで漢方薬の勉強をしました。当時の睡眠時間は3時間ほどだったと思います。

漢方薬を使うことによって癌が治ったわけですから、学会に報告せざるを得ません。

1984年に、日本癌学会学術総会で発表しました。これが、わが国における癌に漢方薬が有効であることの最初の発表でした。

日本癌学会学術総会で発表したころには、全国から青森県の私の病院に患者さんが押し寄せるようになっていました。「漢方ブーム」ともいうべき状態になったのです。

私は、漢方薬の有効性をもっと大きく世に問うため、東京への進出を決め、東中野に医院を開設しました。その後、同じ建物の広い場所に移り、現在に至っています。

3. 世界で初めて全身麻酔による乳癌手術を行った

華岡青洲

漢方古方派は蘭学医・杉田玄白、華岡青洲にも大きな影響を与えた

日本に中医学が伝わったのは遣隋使、遣唐使を派遣していたころであり、その後に朝鮮経由でも伝わったようです。日本に戒律を伝えた鑑真は医学にも精通していて、日本ではのちに禅宗の僧が医学の担い手になりました。中医学を踏まえて日本独自の漢方医学といわれるものになったのは、16世紀になってからです。

17世紀には、名古屋玄医が『傷寒論』への回帰を訴え、実証的な古方派《こほうは》を形成することになりました。漢方とは、蘭学の蘭方に対しての呼称でしたが、漢方古方派の実証的態度は、蘭学医・杉田玄白、華岡青洲にも大きな影響を与えました。

華岡青洲（1760〜1835年）というと、真っ先に思い浮かぶのは、有吉佐和子さんの小説『華岡青洲の妻』ではないでしょうか。これは、妻と母が自らを人体実験に捧げ、麻酔剤を完成させた美談です。しかし、その裏には青洲の愛を争う2人の女性の激しい葛藤がありました。それを封建社会における「家」と女性とのつながりの中で浮き彫りにしたところが印象に残ります。

華岡青洲が世界で最初の全身麻酔による乳癌手術に成功

外科医・華岡青洲は、母と妻の協力により世界で最初の全身麻酔による乳癌手術に成功するのですが、このとき華岡青洲が完成させた全身麻酔剤は通仙散《つうせんさん》でした。

　通仙散は、中国の後漢末期の医師・華陀《かだ》が発明したとされる麻酔薬「麻《ま》沸散《ふつさん》」の記録をもとに開発したとされています。しかし、麻沸散の記述は、調合の際に用いられた薬草として曼荼羅華《まんだらけ》（チョウセンアサガオ）の名が記されているだけであり、実態はほとんど不明でした。そのため、華岡青洲が通仙散をつくり上げるのは、本当に大変なことであったと思われます。

　曼荼羅華のほかに、烏頭《うず》も使われていましたが、烏頭とはトリカブトのことです。そのほか、川芎《せんきゅう》、当帰《とうき》、白芷《びゃくし》など、10種類以上の薬草が使われました。

　曼荼羅華の葉に含まれるアトロピンは、アセチルコリン受容体を阻害することがわかっています。トリカブトに含まれるアコニチンには、アセチルコリンを遊離する作用があります。おそらくアトロピンとアコニチンの拮抗作用で、薬効をコントロールしたのでしょう。

それにしても、アトロピンの致死量は100ミリグラム以上、アコニチンの致死量は18ミリグラムほどです。いずれもきわめて強い毒薬です。華岡青洲が通仙散を秘伝としたのは、とても危険な全身麻酔剤だったからでしょう。

華岡青洲は、蘭学・オランダ医学・漢方医学を習得していた

前述しましたように、華陀が発明した麻酔薬「麻沸散」をもとに華岡青洲が通仙散を新たに開発したということは、深い中医学、生薬の知識が華岡青洲にはあったということです。

実は、華岡青洲（1760〜1835年）は吉益南涯《よしますなんがい》に師事して漢方医学を学んでいました。そのかたわらで当時最先端の蘭学、オランダ医学も学び、たちまちのうちに習得してしまったようです。

そして、生薬を用いて全身麻酔剤をつくり、世界で初めての全身麻酔による乳癌手術を行ったのです。欧米が全身麻酔による乳癌手術を行ったのは、華岡青洲が行ってから40年以上も経《た》ってからでした。

欧米のそれまでの乳癌手術は、全身麻酔をしないで行うものだったので、惨憺《さんたん》たるものでした。

華岡青洲は、西洋医学と漢方医学をともに深く修め、西洋医学と漢方医学を併用して全身麻酔による乳癌手術を世界で初めて行った医師でした。

私の癌治療は、基本的には西洋医学と漢方医学を併用するものですが、それを200年ほども前に華岡青洲が行っていたことになります。

今も昔も世界最先端は東洋医学と西洋医学の長所の併用

華岡青洲は東洋医学も西洋医学も熱心に学びましたから、そのようなことができたわけですが、別な角度から見れば、それは当然のことでした。乳癌を治すという明確な目標があり、いかにしてそれを行うかを考えると、通仙散で全身麻酔を行い、外科手術によって乳房から癌を摘出するという結論になります。

当時、それが世界最先端の方法であり、結果的には東洋医学と西洋医学の長所を合わせたもの、併用したものであったわけです。

当時の日本では、乳房は女性の急所なので、傷つけるなどということは、とんでもないことでした。急所を傷つけると死んでしまうと信じられていました。

しかし、ヨーロッパの文献には、牛の角で乳房をえぐり取られた女性が、元気に生きているということが載っていました。華岡青洲はそれを読んだようです。ということは、乳房を傷つけても、女性は元気で生きていけるということでした。

その実証を踏まえ、ヨーロッパでの乳癌の手術が惨憺たるものであるのは全身麻酔ができないからだと分析し、全身麻酔ができる漢方薬を開発し、乳癌の外科手術に及んだわけです。

安政の大獄により26歳で刑死となった橋本左内も乳癌手術に成功していた

華岡青洲の妹は、実は乳癌で亡くなっています。そのこともあって、華岡青洲はなんとしてでも全身麻酔による乳癌の手術をしたかったのでしょう。それが、ヨーロッパ、アメリカに40年以上も差をつけての世界初の全身麻酔による乳癌手術の成功となったのでした。

明治政府は、医学、医療においても欧米に追いつくために、医制を断行しますが、その足下でヨーロッパ、アメリカに40年以上も差をつける快挙が行われていたのです。

華岡青洲は、そのほか尿路結石の摘出や関節障害の治療も行いました。加えて通仙散のほかにも、十味敗毒湯《じゅうみはいどくとう》、紫雲膏《しうんこう》、中黄膏《ちゅうおうこう》などを生み出しました。これらの漢方薬は今日でも用いられています。

安政の大獄により26歳で死んでしまった橋本左内《はしもとさない》も、若くしてオランダ語を習得し、蘭学、蘭医学を学んで乳癌の手術に成功しています。

橋本左内は、16歳で緒方洪庵の適塾に入門し、第16代越前福井藩主・松平春嶽の側近となって、一橋慶喜の擁立に力を尽くしたため、井伊直弼の逆鱗《げきりん》に触れて刑死となりました。

その後、橋本左内が擁立に力を注いだ英邁《えいまい》な一橋慶喜が最後の将軍となり、江戸時代を終わらせました。そうして、日本は欧米の植民地にはならずに明治時代を開きます。

橋本左内と親交のあった西郷隆盛は「我、先輩においては（水戸学の大家）藤田東湖《ふじたとうこ》に服し、同輩においては橋本左内に服す」（白崎昭一郎著『橋本左内』毎日新聞社）と述べ、生涯左内からの手紙を大切にしていました。

稀代の天才医師・橋本左内を刑死させたことだけでも、安政の大獄の誤りは明らかであるという人もいます。

国家試験による医師免許を取得した者のみが医師となった（医制1874年）

杉田玄白、華岡青洲に大きな影響を与えた漢方古方派は、西洋医学を広める役割を果たし、相対的に漢方医療を後退させるという皮肉な結果になったともいえます。

それでもなお明治時代の初期のころは、圧倒的多数は漢方医であり、西洋医の数はきわめて少数でした。それに、医師、薬剤師、助産師の資格制度もありませんでした。

そこで、明治政府は1874年に医制を発布し、近代国家にふさわしい医事衛生制度の確立をはかりました。

この医制により、国家試験による医師免許を取得した者でなければ、医師と名乗ることができなくなったのですが、医制の中で、医師に関する規定は37条から53条までです。

医制は、医事衛生制度全般の確立を主目的としたものでした。

医制の「国家試験による医師免許を取得した者でなければ、医師と名乗ることができない」は、現在に至るまで続いています。ということは、現在の日本には「漢方医」という存在はない、ということになります。

医制が発布されるまでは、圧倒的多数は漢方医でした。それが、医制発布により、漢方医は医師ではないということになったので、1895年に「漢方医をも医師とする」ことを盛り込んだ医師法改正案が国会に提出されました。

しかし、この医師法改正案は僅差で否決されてしまいます。そのことから、医制発布から21年を経た1895年になっても「漢方医も医師である」とする意見が、約半分ほどもあったことがわかります。

明治以前の日本の医学は東洋醫学でした。それが明治の医制発布により西洋医学になったことになっています。法制的には確かにそのとおりですが、医療の現場はそうではなかった面もあります。そのことは後に詳述します。

「自分の力で自分の病気を治す」ことを忘れてしまった

明治の医制発布により、もう一つとても大きな変化が患者さんに起きました。患者さんが「自分の力で自分の病気を治す」という「病気の大原則」を忘れてしまったのです。

「自分の力で自分の病気を治す」は、西洋医学、東洋醫学を問わず「病気の大原則」です。それが西洋医学の急遽《きゅうきょ》の導入によって忘れ去られてしまい、西洋医の下す治療方法を、患者さんが改めて判断することなく受け入れ、西洋医の処方する医薬を、どのような薬であり、どのような効果があり、どのような副作用があるかなど、患者さん自身が確かめることなく、服用するようになったのです。

いまも多くの患者さんに見受けられるそのような態度は、食べるものに関しても同じです。スーパーマーケットでラッピングされた肉や魚を、調理する前に臭いをかぐということはなくなりました。賞味期限がそれぞれに表示されているので、それを見ていればいい、ということのようです。そういうことで、ほとんど問題は起こらないようですが、賞味期限をごまかしていたらどういうことになるでしょう。産地の表示を偽っていたら、どういうことになるでしょう。

感覚というものは、常に使っていなければ鈍っていくものなので、現代の日本人の多くは臭いをかぐことができなくなっているのではないでしょうか。嗅覚というのは、ヒトの大切な感覚の一つですが、それがほとんど使われなくなってしまったのです。その意味では、アロマテラピーがブームになったことは、良いことだと思います。

牛、豚、鶏などの家畜のほとんどは、餌に薬が混ぜられています。そのことにより発育が良くなり、病気にかかりにくくもなるのですが、薬ですから当然副作用があります。たとえ当の家畜にはなくても、その肉を食べたヒトに副作用が出る危険性もあります。

それは牛乳についても同じです。牛乳の主成分は牛の乳脂肪であり、脂肪には薬などが生物凝縮されてたまりやすくなります。

ジュース類は糖分がとても気になります。糖の摂《と》り過ぎは身体に良くありません。砂糖や蜂蜜をなめると、糖を摂っているという自覚が生まれますが、飲み物の中に大量の糖が含まれていてもあまり気になりません。冷やされているとなおさらです。

養殖魚も餌に大量の薬が混ぜられている可能性がある

牛肉、豚肉は、できればあまり摂らない方がいいという意見をよく聞きます。私はこの意見に賛成ですが、だからといって魚が安全だということにはなりません。イワシやサンマなどの安価な魚は安全でしょうが、高級魚となると養殖されているものが多く、養殖されている魚は、餌に大量の薬が混ぜられている可能性があります。

危ない場所、悪い環境

高圧線のすぐ近く、電子レンジの正面、ホットカーペットのすぐ上なども、危ない場所であり、悪い環境です。携帯電話やスマホでの長時間の会話にも注意が必要です。

昔の人は、食べるもの、飲むもの、危ない場所に気をつけていましたが、いまは多くの人が気をつけるということをしていません。

いつごろからそのようなことになったかと考えると、「自分の力で自分の病気を治す」という考えがなくなったころと一致するように思えてなりません。

ヒトと共に生きている細菌・ウイルスが危機的状況になっている

「ヒトの健康と細菌の関係」の研究者で、現在はニューヨーク大学のヒト・マイクロバイオーム計画を率いているマーティン・J・ブレイザー（米国感染症学会元会長）が、『失われてゆく、我々の内なる細菌』（みすず書房）という本を書いています。

翻訳された山本太郎氏は、長崎大学熱帯医学研究所・国際保健分野主任教授です。

『失われてゆく、我々の内なる細菌』では、抗生物質の過剰な使用によってヒトの内外に存在する常在細菌が危機的状況になっていることに警鐘を鳴らしています。

医療における抗生物質の過剰使用は、すでに多方面から異口同音に指摘されています。風邪をひいたくらいで抗生物質を処方される。「念のため」処方しておきました、「一応」服用するようにしましょうと、安易に抗生物質を使用される。それらのことで、ウイルスの方も守りを固め、抗生物質に負けないように変化していくのです。

そもそも、細菌のすべてが病気を引き起こすわけではありません。それに、ヒトには非常に多くの細菌が住み着き、細菌間でバランスを保ち、病気をひき起こすことなく一つの社会を形成しています。その状態が、マイクロバイオーム（微生物叢《そう》）です。

細菌は、ヒトの身体を自分の棲家として借りるだけではなく、ヒトが生きていくための食べ物の消化吸収を手伝い、免疫力の調整を行っているのです。

ヒトの身体に細菌が住み着くことにより、肌荒れを防ぎ、病原菌の侵入を防ぎ、ヒトの感情や思考にまで影響を与えていることが、最近わかってきました。

人体に常在している細菌は１００兆個といわれています。これはヒトの細胞数の約3倍にあたります。ヒトの細胞数は、かつては60兆個といわれていましたが、最近では37兆個に訂正されています。

つまり、人体を構成する細胞の多くが、実はヒトに由来してはいないということです。

その細菌群は、地球上の微生物の無作為の集合体ではありません。人体内に長くとどまり、ヒトと共に進化（共進化）してきた、ヒトの生存に不可欠な存在なのです。

ヒトの細胞の中には、大昔からミトコンドリアが入り込んでいます。ミトコンドリアは、ヒトの生命維持活動になくてはならないものですが、改めて見直すと、もともとはヒトのものではありませんでした。

私たちは微生物と共に生きているのです。ヒトと微生物は共生し、共に進化を遂げてきたのです。

抗生物質はヒトにとって良い細菌・ウイルスをも滅菌してしまう

マイクロバイオームでは、ほんの一握りの細菌が大活躍をしていて、そのほかの細菌はひっそりと生きており、病気を引き起こしたりしません。しかし、抗生物質の投与により、それまで大活躍をしていた細菌群が突然いなくなってしまうと、抗生物質に対する耐性を獲得していた、それまでは少数派であった細菌が、どんどん増えていきます。そして、ついに病気を引き起こしてしまうのです。

ヒトは薬剤耐性（AMR）という、かつてない大きな問題に、いま対峙《たいじ》しています。私たちは生存に不可欠な正常細菌叢を、意識的に守らなければならない時代に突入しています。

それは、抗菌薬、抗微生物薬を適正に使用することにほかなりません。

私たちは、19世紀に始まる細菌学によって、微生物が病原になりうることを知りました。そしてカビに殺菌力があることを発見しました。抗生物質が発見されたのです。

それ以来、抗生物質は感染症による病気を治し、多くのヒトの命を救ってきました。そうして、「念のため」処方しておきました、「一応」服用するようにしましょうと、抗生物質の過剰使用が始まったのです。

抗生物質は、いろんな細菌やウイルスに対して効き目があります。幅広く多くの細菌やウイルスに殺菌力を発揮できるわけです。

そのことは、ヒトにとって良い細菌・ウイルスをも滅菌してしまう、殺してしまうということです。

抗生物質入りの餌を与えられた家畜の肉をヒトが食べる

抗生物質は、医療現場のみで過剰使用されているわけではありません。家畜の餌にも混ぜられています。しかし、そのことによる害は、報道されていません。なぜなら、家畜の体内に入った抗生物質が、どのようなことになっていて、その肉を食べるとどのようなことになるかが、追究されていないからです。

それにもかかわらず、あるいはだからこそ、今日も多くの家畜に、総量にするとヒトに投与されるよりもはるかに大量の抗生物質が投与されています。その量は年々増大しているのではないでしょうか。

しかも、それは「感染予防」の目的ではなく「体重増加」のためのようです。牛や豚、鶏に抗生物質を投与すると体重が増加するので、そのことを主目的に抗生物質を投与し続けているのです。

家畜肉のほとんどは、焼くか炒めるかボイルするかして食べます。焼いたり炒めたりボイルしたりした家畜肉の中に残留していた抗生物質は、いったいどのようなものになっているのでしょうか。

漢方医、患者さんがさまざまに知恵を出して医制を乗り切った

医制発布により、突如、漢方医は医師ではない、ということになったわけですが、実際のところは、漢方医が西洋医学の勉強をして国家試験をパスし、医師になったということもあったようです。

それに、医師免許を取得した医師が、漢方医学を研究することも、診療することも否定されませんでした。そのため、西洋医学を学んだ医師が漢方も学び、漢方による治療をするということもありました。

東京女子医科大学を創設された吉岡彌生《よしおかやよい》（1871〜1959年）女史のご尊父は、漢方の大家・鷲山養斎《わしやまようさい》でした。つまり、漢方の大家のお嬢さんが、西洋医学一辺倒の医師国家試験にパスして医師となり、東京女子医

科大学を創設したわけです。

医制が発布されたからといって、実際の医療の現場が、ガラリと変わるというようなこともありませんでした。漢方医、患者さん、両者がさまざまに知恵を出して、医制を乗り切っていったのでした。

僧侶の森道伯が一貫堂医学を築き、矢数道明氏が日本東洋医学会の理事に

僧が医学を担うという伝統も生きていて、僧侶の森道伯《もりどうはく》が漢方後世派の流れをくむ一貫堂医学を築き上げました。しかし、森道伯は医師免許を取得していなかったので、国が認めた医師ではありません。

その一貫堂に（西洋）医学生の頃に入門した矢数道明《やかずどうめい》氏（医学博士・文

学博士）などの多くの医師が、一つの流派を形成するに至ります。矢数道明氏は、１９５０（昭和25）年に設立された日本東洋医学会の理事に就任しました。

翌１９５１（昭和26）年に東京に戻った矢数道明氏は、新宿区新小川町に温知堂矢数医院を開院しました。

さらに東京医科大学で「東洋医学の綱概」を担当し、同大学より学位を授与されています。

１４７種類もの漢方エキス製剤が医療保険に適用された（昭和51年）

１９７６（昭和51）年には、１４７種類もの漢方エキス製剤が医療保険に適用されました。西洋医学の病院やクリニックで、１４７種類もの漢方エキス製剤が、保険適用で用いられるようになったのです。

その3年後の１９７９（昭和54）年、矢数道明氏は日本医師会最高優功賞を授与されました。このときの日本医師会会長は武見太郎氏です。

翌１９８０（昭和55）年、北里研究所附属東洋医学総合研究所の二代目所長に就任しました。北里研究所附属東洋医学総合研究所は、北里大学東洋医学総合研究所へと躍進し、現在に至っています。

１９８６（昭和61）年、北里大学東洋医学総合研究所は、日本初のＷＨＯ伝統医学研究協力センターに指定され、同時に矢数道明氏は同センター長に就任しました。

近年、欧米、カナダ、オーストラリアで非常に注目されている

中国では中医学、日本では漢方、韓国では韓医学、北朝鮮では高麗医学、ベトナムでは南医学と呼ばれている、中国医学を源とするこれらの医学は、近年、アメリカ、カナダ、ヨーロッパ、オーストラリアなどでも非常に注目されています。

オーストラリアでは、2012年に中医（中国医学系の伝統医学。TCM＝Traditional Chinese medicine）の登録制度が確立しました。アメリカでは50州のうち44州で鍼灸が合法化されています。アメリカ国立衛生研究所（NIH＝National Institutes of Health）では、中医学中心に伝統医学の研究が行われ、アジアの生薬療法の研究に大きな予算が割かれています。

4. 中国での生薬を使った治療

北京医科大学で学術報告をしたあと、生薬がそれぞれの患者さんに合っていないことがわかった

私は、1996年9月15日から23日まで中国の北京に滞在していました。北京医科大学から招聘《しょうへい》され、学術報告をするためでした。

学術報告はもちろん大成功で、参加された方はとても驚いておられました。しかし、その後にさらに大きな驚きが待っていました。

実は生薬を使っているけれども、いっこうに効果が上がらない、改善がみられない患者さんを5人用意してもらっていたのです。漢方治療を実際に見ていただくためです。

北京に行ってわかったことは、中国のお医者さんは漢方も気功も一切信用していないということでした。患者さんが、それらをやりたければ勝手

にやればいいということです。「漢方薬を飲みたければ飲めばいいし、気功をしたければすればいい。お好きにどうぞ」ということでした。

5人の患者さんは、それぞれに生薬を服用していたので、その生薬を見せてもらいました。そうしたところ、全部、それぞれの人に合っていませんでした。

中医学の医師は、いまでも脈を診て、舌を診て、患者さんの体質と症状を診断し、生薬を決めています。日本では、脈を診て、舌を診て、さらにお腹も診て（腹診）、患者さんの体質と症状を診断しています。

中医学も漢方も、いうならば名人芸のようなものです。名人が診断をすれば、最先端の検査機器以上の診断ができたりもします。しかし、名人というのは、どの世界でもそうでしょうが、それほどたくさんいるわけではありません。

このとき北京で診た5人の患者さんの生薬は、すべてそれぞれの人に合っていませんでした。パワーテストをすることにより、それがわかりました。

つまり、生薬が効かないということではなく、使っている生薬がそれぞれの患者さんに合っていなかったから、効かなかったのです。

漢方薬の原料は最高級品でなければならない

同じ漢方薬でも、品質の良い生薬でないと効きにくいということもあります。最高級の品質からかなり質の悪いものまで、生薬としての名前は同じです。同じ名前の生薬で価格が違っていると、ついつい安い方の生薬を求めがちです。漢方薬にしても同じです。同じ名前の漢方薬ならば、安い方を買うのが普通です。

近年、生薬の需要は高まり、価格が何次にもわたって2倍、3倍と値上がりしました。

最近の傾向として、生薬は中国からの輸入が依然として多いのですが、最高級品は、ほとんどすべて日本が買っているようです。私の医院でも、最高級のニンジンが品薄になったとき、あるものすべてを買ったことがありました。

中国のお金持ちの人たちは、中国の生薬を買わずに、日本の漢方薬を買っています。漢方薬の品質としては日本が世界最高なので、そのようなことになっているのでしょう。

病院やクリニックで処方される漢方薬のほとんどは顆粒です。顆粒は飲みやすくて持ち運びも便利ですが、大きな効果を期待することはできません。粉薬の方がまだましかもしれませんが、漢方薬は煎じて煮出すに限ります。コトコトと煮出すことにより、良いエキスがドンドン出て、家中に漢方薬の香りが広がります。そのことによりご家族も元気になります。

そもそも煎じ薬とは、液状の飲み薬のことです。漢方薬の世界で湯液《とうえき》と呼ばれているのも、液状の飲み薬です。

漢方薬の煎じカスをお風呂に入れたところ、お子さんのアトピーが改善したという話もあります。庭の植木に撒《ま》いたら、それまでは実ることがなかったミカンが実ったと、クリニックに持ってきてくださった患者さんもいます。

ペットに食べさせたら、毛並みにつやが出たと写真を持ってきてくださった患者さんもいます。アメリカではペットの犬は安楽死させるのですが、

「それはさせたくない。どうにかなりませんか」と国際電話が入り、仕方なく処方したところ、元気になったということもありました。

5．ウイルスをパワーテストで診る

私が行っているパワーテストの原型をつくられたのは松岡伯菁医師

私が行っているパワーテストは、半導体レザーと青色発光ダイオードを使っています。このことだけでも、オーリングとは大きく異なっています。

パワーテストをCDだとすると、オーリングはレコードのようなものです。半導体レザーを使ったCD、DVDは、レコード針を使わずに情報を素早く読みとります。それと同じように、半導体レザーで人体をスキャンし、人体の情報を読み取ることにより、身体の異常の原因となる細菌やウイルス、癌、重金属などの体内分布がわかり、現代医学的な診断と合わせて、総合的な病気の診断が可能になります。

パワーテストの原型（半導体レザーを使用しないもの）は、長崎県島原市の松岡伯菁《まつおかはくせい》医師によって発見されました。松岡伯菁医師は、森道伯師に師事して漢方医学を究められました。

漢方医学では、人体の正気（病気に対する抵抗力）が不足し、邪気（病気を起こす原因）が正気を上回ると、陰陽が失調すると考えます。

陰陽が失調すると、氣滞（体内の氣の運行が停滞した状態）、鬱血《うっけつ》（静脈の血液の流れが悪くなって滞留する状態）、痰凝《えいりゅう》、毒聚《どくしゅう》して腫瘍になると考えられています。

さらに漢方医学では、腫瘍を局所的なものとは考えず、全身的偏向が局部に現れた症状であると見ています。最近では西洋医学もこの見方に近づいています。

よく知られているように、人間は一人一人違うと考えるのも漢方医学の大きな特色です。人体の構造・様子などは一人一人違い、体調や体質も一人一人違うので、それらを踏まえて、症状に対する薬を処方します。

西洋医学は「統計学」というべきものが基礎になっています。「統計学」の「統計処理」の結果を採用し、治療方法や薬の処方をしています。例えば、一定の確率で効果のあった抗癌剤については、転移予防のために一律に癌患者に投与するということです。

森道伯師――松岡伯菁医師――横内式パワーテスト

森道伯師は1867（慶応3）年に水戸で生まれ、父は水戸藩の武士でしたが、父が藩を逃がれたため、森喜兵衛の養子となり、産科の名医・遊佐大蓁の門に入り、35歳のときに開業医・清水良斉の後を継ぎました。

１９０２（明治35）年に日本仏教同志会を創立し、機関誌「鐘の響」に施療券をつけ貧困者の救済にあたりました。日露戦争後には、戦死者の大追悼を催して戦没軍人の冥福を祈りました。

１９１８（大正7）年のインフルエンザの世界的流行に際しては、次のように漢方を処方しました。

インフルエンザ胃腸型……香蘇散を主とし茯苓《ぶくりょう》、白朮《びゃくじゅつ》、半夏《はんげ》を加えたもの

インフルエンザ肺炎型……小青竜湯《しょうせいりゅうとう》に杏仁、石膏を加えた方剤

インフルエンザ高熱脳症……升麻葛根湯《しょうまかっこんとう》に白朮、川芎、細辛を加えたもの

これらの漢方処方により、世界的に流行したインフルエンザを、見事に撃退しました。

しかしながら、森道伯師は結局西洋医師の資格も薬剤師の資格も取りませんでした。門下には西洋医学を修めた医師、薬剤師、鍼灸師が数多く集まり、漢方医学を教えてはいましたが、本人は医師ではなかったのです。

これはなんとも不思議な光景ですが、そのために医師会から相当な圧力があったようです。そんななかで、1930（昭和5）年に宮家から森道伯師に、内々に漢方治療を受けたいという御下命があったりしました。

医制発布により治療の現場も一斉に西洋医学一色になったわけではないことが、このことからもよくわかります。それとともに、医制実施後に森道伯師から松岡伯菁医師に漢方医学がしっかりと伝わり、それを基礎にして松岡伯菁医師がパワーテストを開発したといえるでしょう。

ウイルスがなぜ癌を発症させるのか

『あなたの体は9割が細菌』（アランナ・コリン著、河出書房新社）という本もあるくらい、細菌、ウイルスというのは密接に人体に関わっています。

NHKも「NHKスペシャル『人体』万病撃退！〝腸〟が免疫の鍵だった」を放送して大きな話題になりました。タモリさんと山中伸弥さんのW司会、米大リーグで活躍の田中将大投手と小島瑠璃子さんがゲストという豪華さもさることながら、「腸内細菌」と「免疫細胞」が連絡を取り合い、「免疫力」をたくみにコントロールし、私たちの全身をさまざまな病気から守っているという内容に、驚きの声が上がったということでしょう。

食べたものを消化吸収する腸には、「全身の免疫を司る」という重要な役割があったことに、いま世界の注目が集まっています。

細菌、ウイルスは、人体に密接に関わっていると同時に、特定のウイルスに感染することにより癌になることもわかってきました。癌の中には、ウイルスに感染したことが原因のものがあるということです。

ウイルスがなぜ癌を発症させるのかについては、まだ明確にわかっていない点もありますが、研究が進むにつれて、次のようなことが少しずつ明らかになってきました。

ウイルスは細菌と異なり、「細胞核」を持たない存在です。通常、生き物は細胞の真ん中にある核の中に、遺伝情報であるＤＮＡを持っています。ウイルスは細胞核を持たないので、ＤＮＡをたんぱく質だけで包んだ粒子のようなものであり、自分自身で増殖することはできません。

そのため、ヒトや動物などに感染して、その細胞を利用して増殖します。ウイルスが細胞内に進入すると、ウイルスのＤＮＡからたんぱく質が作られます。一方、私たちの細胞内でも「癌抑制遺伝子」という、癌の増殖をブロックするための遺伝子がたんぱく質を作っているのですが、ウイルス由来のたんぱく質が産生されると、それと結びついて異質なたんぱく質になってしまいます。

つまり、通常なら癌細胞が生まれてもきちんとコントロールしてくれるはずの癌抑制遺伝子が、ウイルス由来のたんぱく質のせいで正常に機能しなくなり、その結果、癌化しやすくなると考えられるのです。

癌ウイルスは、発癌性物質や放射線などとは異なったメカニズムで、癌化に関連しているようです。

次に、ウイルスが原因であることが明確になっている癌をご紹介します。

肝臓癌を引き起すC型肝炎ウイルス（HCV）

肝臓癌というと、ひと昔前までは「お酒の飲み過ぎが原因」というイメージがありました。お酒の飲み過ぎにより、肝硬変から肝臓癌になるケースがありますが、実は、これはごくわずかです。

肝臓癌全体の70〜80％は、C型肝炎ウイルス（HCV）によるものです。B型肝炎ウイルス（HBV）が原因となる肝臓癌は10〜20％くらいです。

ウイルスに感染してから肝癌になるまでは、かなり長い道のりがあります。まずは軽い肝炎から始まり、いつまでも治らない慢性肝炎になり、やがて肝硬変になってしまいます。

その肝硬変を治療しないでいると、やがて肝臓癌になってしまうわけですが、軽い肝炎から肝臓癌まで20年から30年もかかることも少なくありません。

肝炎ウイルスの感染経路としては、注射針の使いまわしや、母子感染、性行為、輸血などです。昔、学校で集団予防接種を受けたことのある人は、当時は注射針の使いまわしをしていた可能性があり、念のために受診することをおすすめします。

1992年以前に輸血を受けたことのある人も、同じ理由で感染している可能性があります。念のために受診することをおすすめします。

子宮頸癌を引き起こすヒトパピローマウイルス（ＨＰＶ）

ヒトパピローマウイルス（ＨＰＶ）が子宮頸癌を引き起こしていることがわかっています。ヒトパピローマウイルスは、イボ状の腫瘍を形成するウイルスです。

ヒトパピローマウイルスは１５０種類以上あり、16型と18型が子宮頸部に感染すると子宮頸癌に進行しやすいようです。

ヒトパピローマウイルスは、性行為によって感染しますが、通常、免疫システムが働いて排除されます。

それがうまくいかないとき、異形細胞（前癌状態）を経て、子宮頸癌へと進行します。

細胞診検査により、異形細胞の段階で発見することは可能です。異形細胞の段階で発見し治療することにより、子宮頸癌を未然に防ぐことができます。

白血病を引き起こす成人T細胞白血病ウイルス1型（HTLV－1）

白血病の中にも、ウイルスが原因になるものがあります。それが成人T細胞白血病です。

成人T細胞白血病の原因となるウイルスは、ヒトT細胞白血病ウイルス1型（HTLV－1）であり、これは1980年に発見されました。

ウイルスは発見されたのですが、このウイルスに感染することによって、どのようなメカニズムで成人T細胞白血病が発症するかは、まだ解明されていません。

ヒトT細胞白血病ウイルス1型に感染すると、0・1%の割合で発症します。感染しても発症するのは1000人に1人というわけです。

感染ルートとしては、母体や母乳、性交や輸血などです。感染してから数十年後に発症することから、成人T細胞白血病と呼ばれているわけですが、成人したのちに性交や輸血で感染しても、成人T細胞白血病を発症することはほとんどないようです。

ヒトT細胞白血病ウイルス1型は、血液検査で発見することができます。妊娠中の血液検査に、ヒトT細胞白血病ウイルス1型を加えることをおすすめします。

パワーテストで癌にどのようなウイルスがついているかを診る

以上、ウイルスの中には感染することによって癌を発症させるものがあることをみてきました。これらのウイルスは、西洋医学が研究を進めることにより、癌を発症させるということがわかったものです。

ほかにも、それぞれの癌に特有のウイルスが付いています。そのことは、西洋医学で認められていることではありません。あるいは西洋医学が気づいていない、ということかもしれません。

私のパワーテストでは、癌にどのようなウイルスが付いているかを診ています。

図3　病気の原因

●ウイルス感染
- □アデノウイルス1、2、3、5、6、11
- □ヘルペスウイルス1
- □帯状疱疹ウイルス
- □インフルエンザウイルスA、B
- □サイトメガロウイルス
- □B、C型肝炎ウイルス
- □EBウイルス

●細菌感染
- □C-トラコマーテス
- □ヘリコバクターピロリ菌
- □結核菌
- □マイコプラズマ肺炎
- □肺炎桿菌

●カビ
- □カンジダ
- □白癬菌

ウイルスや細菌の感染予防のために

ウイルスや細菌に感染しないためには、普段から気をつけなければならないことがあります。いずれもちょっとしたことなのですが、気をつけるかつけないかで、大きな違いになります。

以下に書かれてあることを、すべてそのとおりに行う必要はありません。以下のことで、特に気になることがあったときには、書かれてあるとおりに行ってください。

食事の前後、排泄《はいせつ》の前後には、手を洗いましょう。手を洗うときには、できれば手指用の洗浄剤を使い丁寧に洗いましょう。

外出後、掃除の後、植物に触れた後、ペットに触れた後も手を洗いましょう。

薬を飲む前後にも手を洗い、うがいをしましょう。

口の中がしみたり、口内炎が出来たりしたときには、生理食塩水でうがいをしましょう。

歯垢《しこう》、歯石、虫歯は、口腔内感染の原因になるので、しっかりと治療をしましょう。抗癌剤治療に入る方は、その前に歯科を受診して治療を受け、正しい歯磨き方法を身につけましょう。

入浴やシャワーを毎日行って身体を清潔に保ち、清潔な衣服に着替えましょう。

食事は加熱処理されたものを、調理後すぐにとりましょう。

部屋を清潔にしましょう。

感染の兆候を知るために、少しでもヘンだなと感じたときには体温を測りましょう。急に熱が出たときには主治医に連絡しましょう。

6. 抗癌剤治療の重要注意点

やむにやまれず三大治療（手術、化学療法、放射線療法）を受ける患者さん

日本は超高齢化時代に突入したこともあり、癌の発症率が高まり、癌による死亡者も増えています。しかし、海外では癌治療に新しい風が吹き始めています。

きっかけは、1985年のアメリカ議会でのある証言でした。癌研究の世界的権威であるアメリカ国立がん研究所（NCI＝National Cancer Institute）の所長が「抗癌剤で癌は治せないということが最近はっきりわかった」と、抗癌剤について否定的な証言をしたというものです。

この発言がきっかけとなり、アメリカでは癌への新たな治療法の取り組みが盛んになり、代替医療が発展し、癌による死亡率が減少しました。

デビッド・シドランスキー氏（ジョンズホプキンス・キンメルがんセンター・頭頸部癌研究責任者、ＮＣＩ、ＥＤＲＮ早期発見研究ネットワーク代表）は「抗癌剤を投与しても、癌細胞はすぐに遺伝子を変化させ、抗癌剤を無力化してしまう。それは、害虫が農薬に対して抵抗力を持つのと同じ現象だ」と述べています。

さらに、抗癌剤は癌と戦うリンパ球の製造機能を徹底的に攻撃するため、抗癌剤を投与することで、かえって癌を増殖させることがわかったとも付け加えました。

ちなみに、アメリカ国立がん研究所の１９８８年の報告書の中には、「抗癌剤は癌に無力なだけではなく、強い発癌性があり、他の臓器などに新たな癌を発生させる造ガン剤でしかない。……放射線治療は免疫細胞を減少させるため、抗癌剤よりも致死率が高い」と書かれてあったそうです。

それから約30年を過ぎたいま、「抗癌剤には強い発癌性があり、造癌剤である。放射線治療は免疫細胞を減少させるため、抗癌剤よりも致死率が高い」という意見は、日本でもよく知られるようになりました。

だからといって、ほとんどの人がこの意見を信じているわけではありません。いまでも多くの癌患者さんが、癌の三大治療（手術、化学療法、放射線療法）を受け続けています。

それにはさまざまな理由があり、事情もあることでしょう。やむにやまれず手術、化学療法、放射線療法を、お受けになる患者さんのために、私は本書を書いています。

1クールのみ、やってみていいかもしれません

抗癌剤治療をしなければそれにこしたことはないのですが、さまざまな理由で抗癌剤治療に踏み切らざるを得なくなることがあります。そんなときには、1クールに限り試してみてもいいのではないでしょうか。

最近は抗癌剤の種類も増え、いったんは癌が小さくなる患者さんもいます。その割合は16％～18％くらいです。確率は低いのですが、自分がその16％～18％の中に入らないとは限らないので、やってみてもいいと思うわけです。

ただし、1クールのみです。1クールやってみたけれども癌は小さくならないということで、「それでは薬を替えてみて」と言われて、抗癌剤治

療を続けると、泥沼に入ってしまうことになります。

抗癌剤が効果を発揮する患者さんがいるということは、深刻な副作用がない患者さんもおられるということです。しかし、多くの患者さんは相当に深刻な副作用があるので、抗癌剤治療をする前から漢方薬を飲んでおくことは大切なことです。

1回だけ抗癌剤を勧めることもあります

抗癌剤をやってみてもいいかもしれないのは、腹水や胸水が貯留し、利尿剤では間に合わなくなったときです。私は血液データを見ながら、1回だけ抗癌剤を勧めることもあります。抗癌剤で腹水や胸水がきれいになくなったケースを、外科医のときに幾度も見てきたからです。

癌ではなく、抗癌剤で亡くなった？

抗癌剤治療を打ち切りたい、抗癌剤治療を受けたくないというときには、はっきりと言わなければなりません。現在では、それでもなお抗癌剤治療を勧める医師や病院は、ほとんどないはずです。

以前には、患者さんには治療方法を選択する権利はほとんどないかのようでした。医師に対して抗癌剤治療を拒否するなどということは考えられなかったのです。

そんな時代に、高校3年生の子宮癌の女性を、私の先輩が病院長をしている病院に紹介し、「子宮の癌を取ってください」と、お願いしたことがありました。重要な点なので繰り返しますが、私がお願いしたのは、子宮癌を摘出するということだけでした。

ところが、その病院は子宮癌を摘出した後に抗癌剤をどんどん打ちました。癌の摘出手術の後は、転移を防ぐために抗癌剤を投与することは当たり前で、私の許可をとる必要はないと思ったのでしょうか。

先輩の病院長は、私にはなんの連絡もせず、抗癌剤をどんどん投与したのです。

その結果、その女性は亡くなってしまいました。

それを知った私は、先輩に抗議をしたのですが、だからといってその女性が生き返るわけではありません。先輩との縁を切ることになりましたが、なんとも残念で、悲しいことでした。

癌でお亡くなりになった人のお話をよく聞くと、実は抗癌剤でなくなったということが多いのではないでしょうか。抗癌剤のほとんどは、癌細胞をたたくだけではなく、正常細胞もたたきます。抗癌剤が正常細胞をたたくことによって生じるのが、抗癌剤の主な副作用です。

睾丸腫瘍、膀胱癌、腎盂《じんう》・尿管癌、前立腺癌、卵巣癌、肺癌、食道癌、子宮頸癌、胃癌、骨肉腫、胆道癌、悪性リンパ腫などによく使われるシスプラチン（注射）について、国立がん研究センターは、次のような情報をインターネットにアップしています（**図4**）。

脈がみだれる、日常生活の中で息切れがしてすぐ疲れてしまう、足がむくむ、横になると息苦しく座っている方が楽である、夜間にせき込む	⇒	不整脈
顔色が悪い、疲れやすい、だるい、頭が重い、動悸、息切れ、皮膚が黄色くなる、濃い色の尿が出る	⇒	溶血性貧血
階段を上ったり、少し無理をしたりすると息切れがする・息苦しくなる、空咳《からせき》が出る、発熱	⇒	間質性肺炎
けいれん、意識の低下、頭痛、吐き気、嘔吐、食欲不振	⇒	抗利尿ホルモン不適合分泌症候群(SIADH)
からだがだるくなる、発熱(38℃以上)、皮膚や白目が黄色くなる、食欲がなくなる、吐き気、嘔吐、腹痛、発疹、かゆみ、意識の低下、判断力の低下、考えがまとまらない、いつもお腹が張っている	⇒	劇症肝炎
からだがだるくなる、発熱(38℃以上)、皮膚や白目が黄色くなる、食欲がなくなる、吐き気、嘔吐、腹痛、発疹、かゆみ	⇒	肝機能障害
血を吐く、吐き気、嘔吐、腹痛、血が混ざった便、黒色便、肛門から血液が出る	⇒	消化管出血
胃のもたれ、食欲低下、胸やけ、吐き気、胃が痛い、空腹時にみぞおちが痛い、便が黒くなる、吐血などがみられ、これらの症状が持続する	⇒	消化性潰瘍
吐き気、嘔吐、激しい腹痛	⇒	消化管穿孔
急に胃のあたりがひどく痛む、吐き気、嘔吐、お腹の痛みはのけぞると強くなり、かがむと弱くなる、急に激しく腰や背中が痛む	⇒	急性膵炎
のどがかわく、水を多く飲む、尿量が増える、体重が減少する	⇒	高血糖、糖尿病の悪化
手足・肩・腰・その他の筋肉が痛む、手足がしびれる、手足に力がはいらない、こわばる、全身がだるい、尿の色が赤褐色になる	⇒	横紋筋融解症
歩行時のふらつき、口のもつれ、物忘れ、動作緩慢《どうさかんまん》、頭痛、ぼんやりする、考えがまとまらない、ものが見えにくい、けいれん	⇒	白質脳症(可逆性後白質脳症症候群を含む)
手足の麻痺やしびれ、しゃべりにくい、胸の痛み、呼吸困難、片方の足の急激な痛みや腫れ	⇒	静脈血栓塞栓《そくせん》症

※「可能性のある重大な副作用」が28種類もあげられていることから、劇薬のようなものであることがわかります。抗癌剤治療を受けるということは、これだけの副作用のある薬を注射するということであることを知っておいてください。

図4　シスプラチン――気をつけておきたい副作用と自覚症状

主な自覚症状	⇒	可能性のある重大な副作用
尿量が減る、ほとんど尿が出ない、一時的に尿量が多くなる、発疹、むくみ、体がだるい	⇒	急性腎不全
あおあざが出来やすい、歯ぐきや鼻の粘膜からの出血、発熱、のどの痛み、皮膚や粘膜が青白く見える、疲労感、動悸《どうき》、息切れ、気分が悪くなりくらっとする、尿が赤い、寒気	⇒	汎血球減少
皮膚のかゆみ、蕁麻疹《じんましん》、声のかすれ、くしゃみ、のどのかゆみ、目と口唇のまわりの腫《は》れ、息苦しさ、動悸、ほてり、意識の混濁	⇒	ショック、アナフィラキシー様症状
発熱、寒気がする、のどが痛む、口の中に白い斑点が出来る、手足に赤い点（点状出血）または赤いあざ（紫斑）が出来る、出血しやすい（歯ぐきの出血・鼻血など）、水のような下痢、腹痛、口内炎、通常の生活をしていてだるさが続く、ちょっとした階段や坂で動悸や息切れを感じる、顔色が悪い	⇒	骨髄抑制
聞こえづらい、ピーやキーンという耳鳴りがする、耳がつまった感じがする、ふらつく	⇒	聴力低下、難聴、耳鳴り
視力の低下	⇒	うっ血乳頭
眼の痛み、眼球を動かすと痛い、片眼または両眼の視力が突然下がる	⇒	球後視神経炎
明暗がわからない	⇒	皮質盲
手足の麻痺《まひ》やしびれ、しゃべりにくい、胸の痛み、呼吸困難、片方の足の急激な痛みや腫れ	⇒	脳梗塞
めまい、頭痛、一時的な片側の顔の麻痺、視力の低下、ものが見えない、一時的な片側の手足の麻痺、しびれ、しゃべりにくい、軽度の意識障害	⇒	一過性脳虚血発作
息切れ、意識の低下、白目が黄色くなる、考えがまとまらない、紫色のあざ、息苦しい、しびれ、尿量が減る、けいれん、判断力の低下、皮膚が黄色くなる、むくみ、尿が黄色い、貧血、発熱	⇒	溶血性尿毒症症候群（HUS）
息苦しい、急激に胸を強く押さえつけられた感じ、胸の痛み、冷や汗が出る	⇒	心筋梗塞
冷や汗、胸がしめつけられる感じ、胸が押しつぶされるような感じ、胸の痛み、胸を強く押さえつけた感じ	⇒	狭心症
動くと息が苦しい、疲れやすい、足がむくむ、急に体重が増えた、咳とピンク色の痰	⇒	うっ血性心不全

私の癌治療は基本的には癌の標準治療と漢方治療の併用です

私の医院は漢方で癌を治すと思い込んでおられる人もいるようですが、私は手術も抗癌剤も放射線治療も否定しているわけではありません。患者さんの体質と癌の種類、癌の進行状況をよく診たうえで、手術が適している患者さんには手術を勧め、抗癌剤治療が適している患者さんには抗癌剤治療を勧めています。

放射線治療も同じです。最近はピンポイントで正確に照射できるようになり、放射線治療で根治された方もいます。放射線治療が適している癌もあるので、そのような方には、その方の体力と癌の進行状態をよく診たうえで、放射線治療をお勧めしています。

そして、外科手術をする患者さんには、体力増強をはかる漢方薬を中心に漢方を処方します。抗癌剤治療をすることになった患者さんには、副作用が軽減される漢方を中心に処方します。放射線治療をすることになった患者さんには、その患者さんの体質と放射線治療に合った体力増強をはかる漢方を処方しています。

つまり、私の癌治療は、基本的には「手術、化学療法、放射線療法」という癌の標準治療と併用されるべき癌治療なのです。

大多数の患者さんが「癌の標準治療と漢方治療を併用」しています

漢方の中には「抗癌漢方」と呼ぶべきものもあります。その「抗癌漢方」

を、癌の標準治療（手術、化学療法、放射線療法）と併用することもあります。患者さんと癌の種類、進行状況によっては、ごくわずかですが、「抗癌漢方」のみを処方することもあります。

しかし、大多数の患者さんは、「癌の標準治療と漢方治療を併用」されています。そして、かなりの患者さんが、癌の状態を改善され、癌を根治された方も少なからずおられます。

患者さんご自身の判断で抗癌剤治療に終止符を打ちましょう

抗癌剤の副作用とは、毒性に対する生体反応ともいえるものです。動物のほとんどは、腐ったものや毒性のあるものを食べてしまったとき、それを懸命に体外に排出しようとします。それは動物にとって当然のことです。抗癌剤の副作用は、癌細胞とともに正常細胞をもたたくことによって起きるものですが、より本質的には排毒作用から来るものであるともいえます。

癌によって食欲、筋力が激しく低下し、十分に動けないときは、漢方は体力を補うことを主にして、癌を攻めることは控えたり、少しにしたりします。

このようなときは、西洋医学の方でも抗癌剤を減らしたり止めたりするべきなのですが、ほとんどのケースで抗癌剤をやり続けることになります。癌患者さん一人一人の状態、もともとの体力とそのときの体力を見て処方するということが、基本的にないからです。

激しく体力が落ちているときに抗癌剤をやり続けると、体力はますます低下しますので、そういうときには、患者さんはご自分で「抗癌剤をやめます」と言ってください。

現在では、患者さん自身が「抗癌剤をやめます」と言っているにもかかわらず投与を続けるということは、ほとんどないはずです。患者さんが「抗癌剤治療をやめたい」と言ったからといって、昔のように主治医が激怒するということもないでしょう。

患者さんが「もうやめます」と言わないでいると、抗癌剤治療はギリギリのところまで続けられます。そうして、主治医から「もう抗癌剤治療はできません」と言われたときには、回復する体力が残っていないということも少なくありません。

それに、抗癌剤治療を長く続けていると、最後の方には気力も体力も衰え、患者さんの判断力も鈍りがちです。

気力、体力が奪われ、ＱＯＬが落ちてしまう前に、主治医とよく相談をし、最終的にはご自分の判断で、抗癌剤治療に終止符を打ちましょう。抗癌剤のやめどきの目安については、以下のようなものがあります。

・1回抗癌剤治療を休んだら楽になった
・体重が著しく減った
・セカンドラインを勧められた
・うつ状態が疑われるようになった
・サードラインを勧められた
・副作用に耐えられなくなった

そのほか、抗癌剤治療を開始してから2週間目もターニングポイントだといわれています。

免疫力を高めて癌に対して攻撃を加える抗癌漢方薬

抗癌剤の副作用には、ご自分で感じる副作用とご自分では感じない（自覚症状のない）副作用があります。ご自分で感じる副作用については、ご自分の身体の声によく耳を傾けてください。ご自分では感じない副作用については、ほとんどのものが血液検査でわかるので、ご自分で血液検査の結果をよく見るようにしてください。

私の医院では、抗癌剤をやめた後、体力が回復するのを待って、「癌を攻める漢方」を主とするように漢方の処方を変えます。そのことにより、

図5　自覚しやすい副作用、自覚しにくい副作用

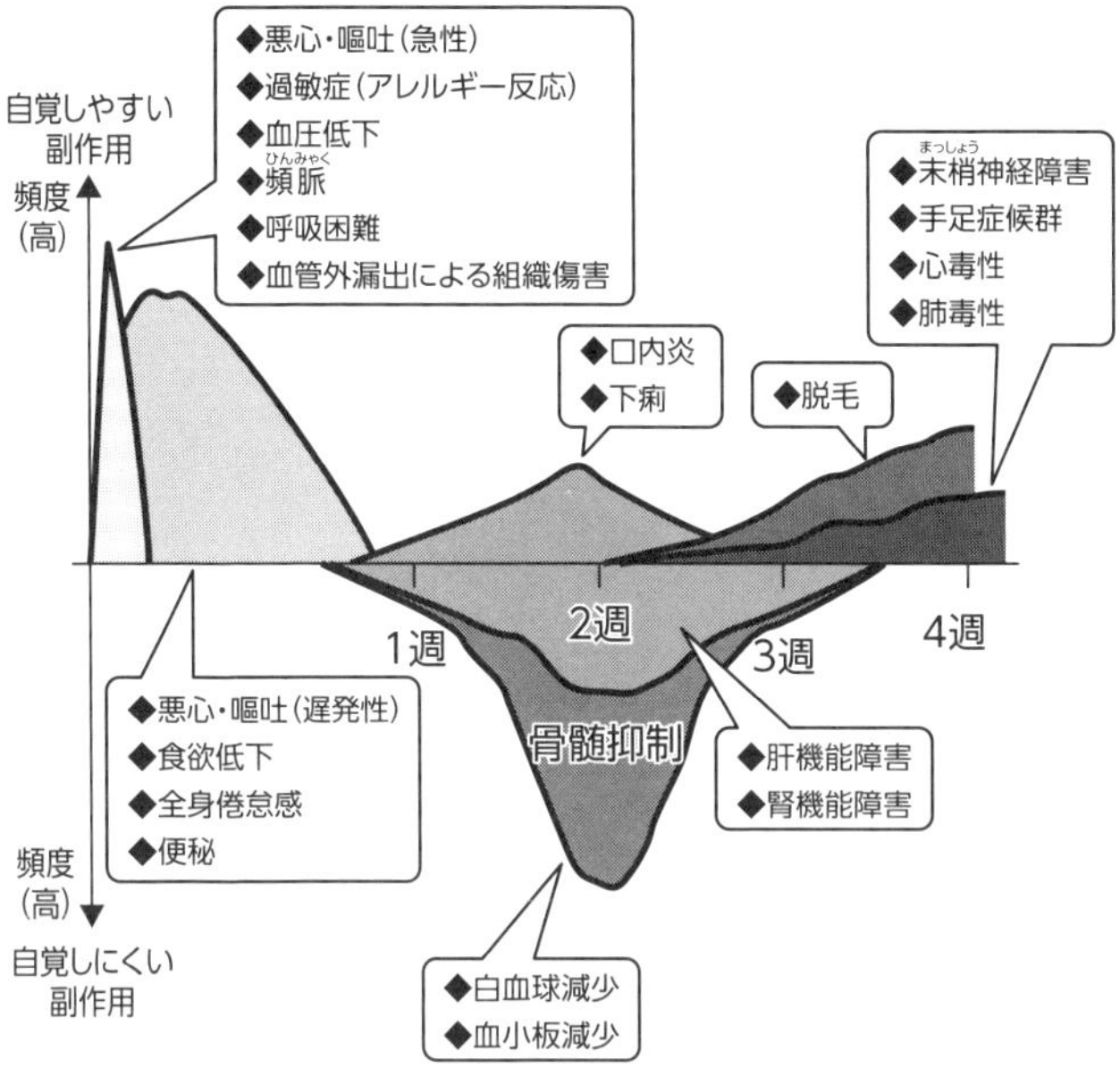

図6　抗癌剤による副作用の現れ方

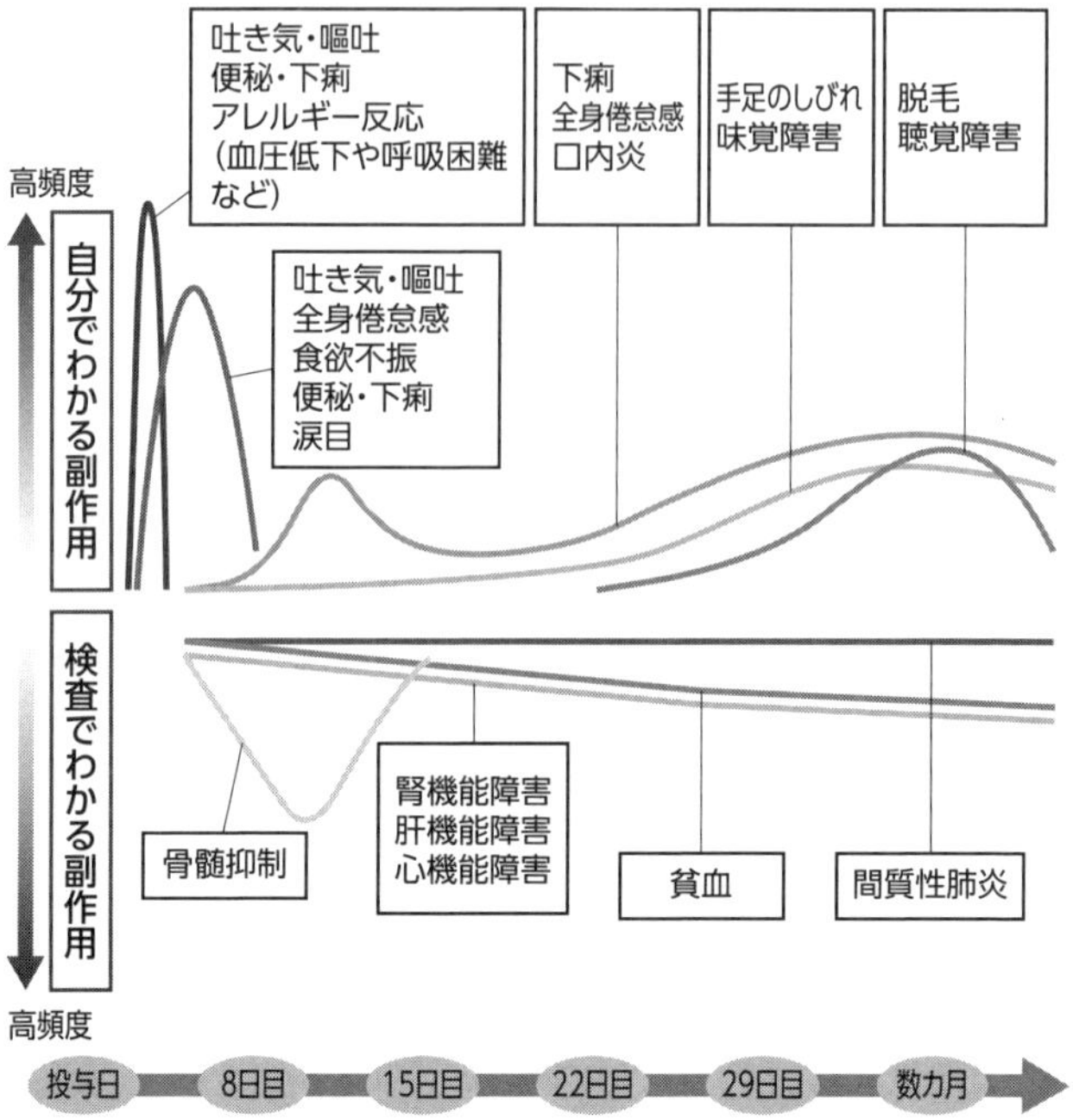

抗癌剤をやめたあと、癌細胞の活動が低くなった方が大勢おられます。免疫力を高めて癌を消すはたらきを持つ抗癌漢方薬は、現在では西洋医学でも認められています。それが、いわゆる抗癌漢方薬です。抗癌漢方薬は、癌遺伝子を修復し、免疫力を高めます。西洋医学で治らないと宣告された末期癌患者が、漢方薬で癌の進行がとまり、体力が回復するのは、癌遺伝子が正常に修復されるからなのです。

実際に癌が半分に縮小した患者さんもいます

実際に、癌が半分に縮小した例をご紹介しましょう。

この患者さんは、70代の男性で、肺癌（扁平上皮癌）でした。風邪がなかなか治らず、用心のために病院で検査したのですが、PET検査で癌が見つかり、後に間質性肺炎になりました。

平成30年3月初来院。3種類の漢方薬を処方しました。

翌月、病院でCT検査をしたところ、なんと癌が半分消えていました。まだ、三大治療は何もされていませんでしたので、漢方薬が癌を縮小させたとしか考えられません。

西洋一点張りの医師の中には、「漢方にはエビデンスがない」「怪しい」などと言う人もいますが、それは単なる勉強不足でしかありません。専門外や知識のないことは排除する、つまり、医師としての自覚や研究、学びを怠っているのです。

これは、現代の医師の専門分野制度そのものにも問題の一因があります。それが大きく間違っているから、患者さんが振り回されることになるので

図7　70代男性患者のCT検査画像

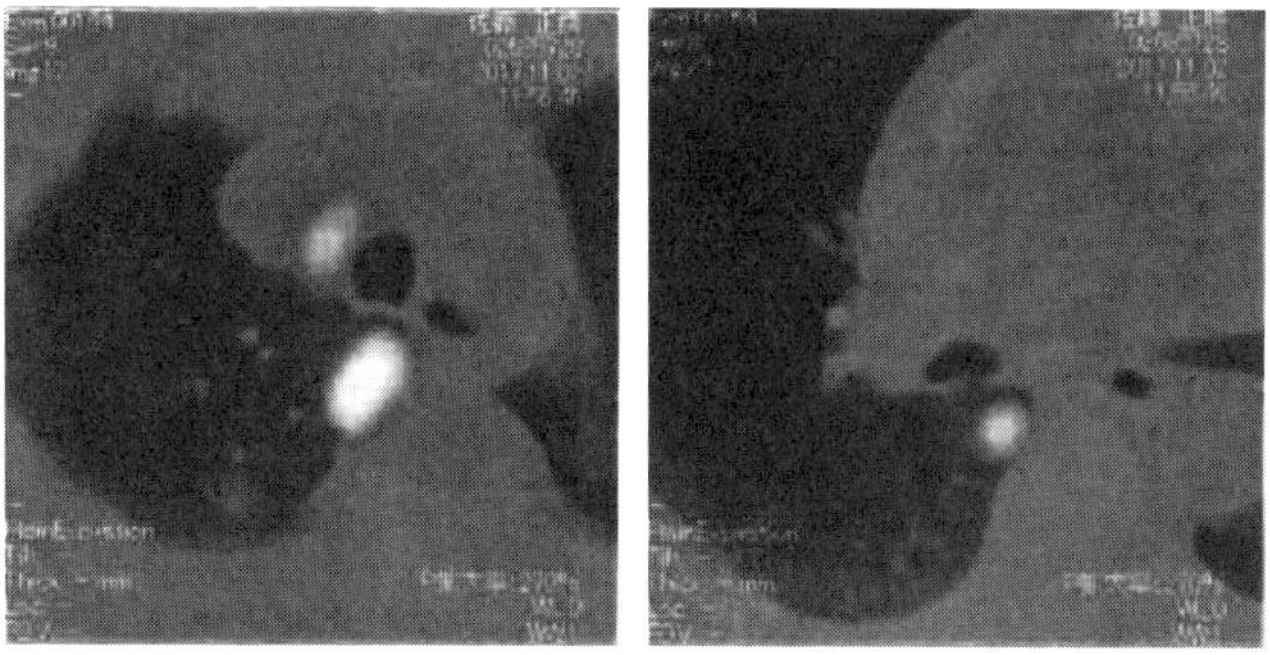

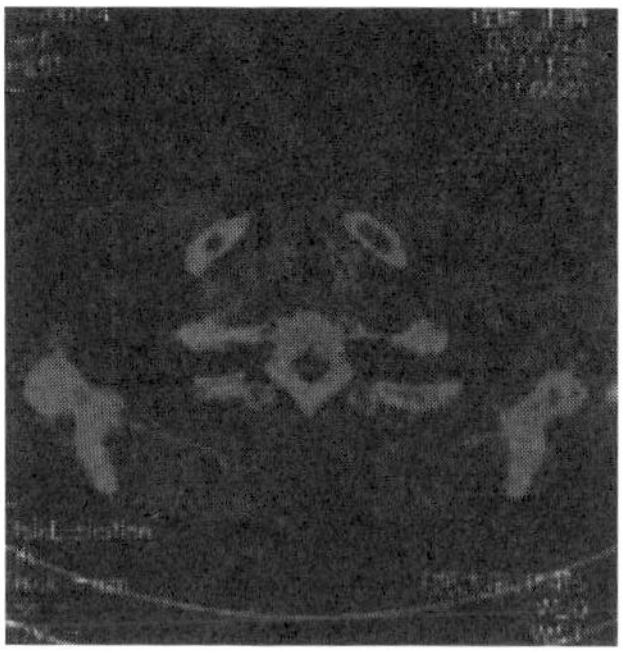

2017年11月2日
右肺、リンパ節に癌が見つかりました。

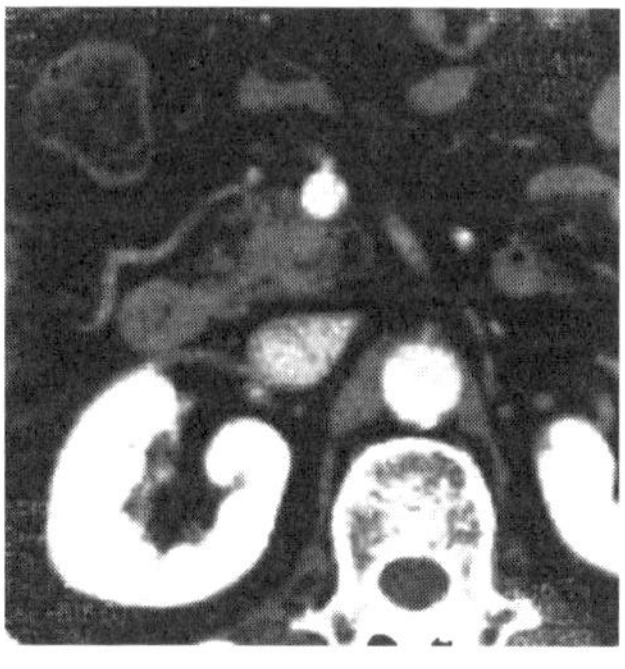

2018年4月19日
右肺の癌が半分消えました。

す。

さて、この例でもおわかりのように、癌が半分消えるような患者さんは少なくありませんが、しかしここから精進しなくてはいけません。つまり、癌が半分になったからといって、患者さん自身が油断してしまえば元の木《もく》阿弥《あみ》になってしまいます。この時点から悪くなっていく患者さんも、残念ながらいらっしゃるのです。

私たち医師は、すべての患者さんを助けることはできません。

私は、あくまで治し方を教えているだけです。お一人お一人の尊い命を、自分の家族のように大切に思って治療していきたいと思っていますが、やはり最後は、患者さんご自身が自助努力しているかどうかが決め手になるのです。

患者さんに合った漢方薬の組み合わせが必要です

抗癌剤治療をしたときの副作用をやわらげる漢方薬は、服用することが常識のようになってきています。そのことについては、間違いではないのですが、すべての患者さんが一律に同じ漢方を服用するものではありません。

その患者さんに合った漢方の組み合わせが必要です。

手術をし、抗癌剤治療も行われた後、あるいは抗癌剤治療をしている最中に来院された患者さんのほとんどは、抗癌剤の副作用が強く出ています。お身体にかなりのダメージを受けておられます。

中には、浮腫《ふしゅ》で歩行が困難になってしまっている患者さんもおられます。

脱毛、味覚障害、口内炎、手足のしびれ、呼吸困難、幻覚、幻聴などで、本当に苦しまれている方も少なくありません。

そんな患者さんに、パワーテストで、その患者さんの体質と症状に合った漢方薬を処方し、組み合わせ、抗癌剤の副作用を取り除いでいくわけです。

漢方薬は痛んだところに優しく効いていくので、しびれなど早い方だと3日でなくなります。口内炎は5日くらいで楽になり、口内炎が出来にくい身体になります。

それとともに顔色が良くなり、体重も戻っていって、どんどん元気になっていく患者さんが少なくありません。

漢方薬は品質によって効果が違ってくる

癌だとわかった時点で、すぐに来院された方の多くは、患者さんのご家族やご親戚、ご友人などです。漢方のことをよくわかっておられる患者さんが、早くどうにかしてあげたいと、当院を紹介されるわけです。

体力も気力もあるうちに服用すると、効果はてきめんです。子宮をすべて摘出する予定であった患者さんが、いざ手術となって開腹してみたら、子宮全摘する必要はなく、部分切除で済んでしまったというようなことがたくさんあります。乳癌もやわらかく小さくなり、乳房全摘が部分切除で済んだりしています。

手術の前から服用し始めると、予後がとてもよいことも大きな特色です。

手術後に抗癌剤投与の必要がなくなったというようなことがよくあります。

漢方薬としては、同じ名前であっても、品質により効果が大きく違ってきます。同じ名前の漢方薬を飲んでも、効く人と効かない人がいることの原因が品質であったということが少なからずあります。

最高級の漢方薬を服用されることをお勧めします。

あとがきに代えて

本書で述べてきましたように、漢方薬は抗癌剤による副作用の緩和に大きな効果を上げています。

そうした漢方薬の効果が、患者さんのご家族やご友人にも広がり、最近では、抗癌剤による副作用の緩和だけでなく、原因不明の難病をはじめ、奇病、日々の痛みで朝まで眠れない、身体が冷えて背中に水が流れているような感じがとれないなど、さまざまなつらい症状の方が来院されるようになりました。

こうした方々は、どこの医療機関に行っても全く改善せず、どうしてよいか、途方に暮れた結果、わらにもすがる思いで私の医院に頼ってくるのですが、そうした方々にも、漢方薬が大きな効果を上げているわけです。

そこで最後に、そうしたつらい症状が漢方で改善した例をご紹介しましょう。

●症例1

最初の例は、70代の女性で、平成29年10月に初来院。逆流性食道炎のため、胸や食道が焼けるような痛みで、朝まで眠れないということでした。普段は胃酸を抑える薬や消化剤など、6種類を服用しているとのこと。

その6種類をパワーテストで調べたところ、どれもがその患者さんには不合格でした。

そこで、独自に処方した漢方を2種類出したところ、2週間後にお電話をいただき、随分良くなったと感謝のお言葉をいただきました。

そして翌年の3月、2度目の来院。3年間苦しんだ胸の痛みから解放されたが、まだ明け方だけ違和感があるとおっしゃったので、漢方を1種類増やしました。

すると、翌月の4月の来院では、家族の人たちと同じくらい食べることができるようになった、ぐっすり眠れてうれしい、とのことでした。

●症例2

次は40代の女性で、平成30年4月に初来院。3年前から腹痛、下痢に悩まされ、しかも仕事中に起こるので、とても深刻な状況に追い込まれていました。体重も減り、周りの方々からも心配されているそうです。はじめは癌を疑い、人間ドックなどすべての検査を半年おきにしていましたが、原因がわからないとのこと。

そこで、漢方薬2種類と頓服《とんぷく》を処方したところ、2週間後に電話があり、胃腸の調子が良くなって体が温まり、食欲も出ているとのことでした。

●症例3

40代の女性で、この方は3歳の時の交通事故の後遺症で、9歳から頭痛でずっと苦しんでおられました。

この女性の場合は、開頭手術をしたため、開頭したところからウイルスが入り込んでいたのです。それが原因による激痛に耐えられず、長年、日本中の名医に診てもらっていたそうですが、その資料がすごい量でした。

長年にわたる痛み止めの使い過ぎでアレルギーを起こし、気圧が変化すると全身に痒《かゆ》みが生じ、自律神経過敏となり、不眠症で眠れず、朝まで通販番組で買い物をし、買い物依存症になっていました。

そこで、2種類の漢方薬と頭痛をとる頓服、さらに痒みをとる頓服を処方しました。

どの病気でもそうですが、症状の期間が長くなればなるほど、改善にも長い時間がかかります。この患者さんもまさしくその例にもれず、長年の苦しみゆえに、回復にも時間がかかりました。加えて、毎月、漢方薬を変えなくてはならないほどの奇病でもありました。なかなか良くならないので、私も苦労した患者さんの一人です。

診察しながら相手の話をよくよく聞くと、なんでも牛乳を1日2リットル飲んでいるとのこと。大好きだからやめられないということでした。牛肉、牛乳、チーズ、バター、乳製品は、ウイルスの大好物ですから、開頭した箇所でウイルスがニコニコ笑っています。

おまけに、牛肉も止められないとのこと。

「ドクターショッピングしても治らなかったのだから、この奇病を治したいなら、牛肉、牛乳、ケーキ、パンなどをやめて頑張らないと、時間とお金の無駄になり、一生、痛みと痒みで苦しむことになりますよ」

私は、少し厳しく言いました。彼女は、はじめエビデンスだのなんだのと反発していましたが、とうとう大好物の牛乳と牛肉をやめ、漢方薬を真面目に服用し始めました。

その功あってドンドン良くなり、やがて鎮痛剤が必要なくなり、よく眠れるようになったそうです。夜眠れるから、通販もやめたとのこと。

結局、良くなるまで半年かかりましたが、今ではご家族全員、ご親戚や友人まで、花粉症や風邪、癌のチェックに来院なさっています。

私は常々、以上のようなつらい症状で悩み苦しんでいる方たちが、なんとかして治ってほしいという願いを持って治療にあたっていますが、こうした方々が日本全国から来院されるたび、現代の医療の現状に悲しくなります。

癌、難病、奇病、膠原《こうげん》病、糖尿病、強度の皮膚疾患、アトピー、不妊、花粉症、風邪が原因で咳が止まらなくなる、飛蚊《ひぶん》症……どんな病気でも、必ず治してやるんだ！　――医師の方々には、そういう強い気持ちで病気に立ち向かっていただきたい。

医師は、ある意味で科学者でもあります。科学者である限り、日々病気を研究し、考え、悩み苦しみながら答えを見つける努力をする、そして、自分はなぜ医師になったのかを自問自答しながら、患者さんに喜びをもたらしてほしい。

私は、いつもそう願っています。

横内 正典（よこうち　まさのり）
1944年旅順市（中国）生まれ。1971年、弘前大学医学部卒業。函館市立病院、弘前大学医学部第二外科などに勤務。1982～1993年、青森県三戸郡田子町・町立田子病院院長。現在は横内醫院院長。専門は消化器系癌。
日本癌学会会員
日本再生医療学会会員

●著書……「究極の癌治療」「絶望を希望に変える癌治療」「闘い続ける漢方癌治療」「救いたい！　肺癌漢方治療のすべて」「癌になったらやるべきこと、してはいけないこと」「続・絶望を希望に変える癌治療」（以上たま出版）、「末期癌の治療承ります」（光雲社）、「癌治療革命の先端 横内醫院（監修）」（展望社）

抗癌剤の副作用で苦しまないために

2018年7月7日　初版第1刷発行

著　者　横内 正典
発行者　韮澤 潤一郎
発行所　株式会社 たま出版
〒160-0004 東京都新宿区四谷4－28－20
☎ 03-5369-3051（代表）
http://tamabook.com
振替　00130-5-94804

組　版　一企画
印刷所　株式会社エーヴィスシステムズ

ISBN978-4-8127-0420-2　C0047